MW01233302

INTRODUCCIÓN

Saxenda (liraglutida) se usa para bajar de peso y para ayudar a mantener el peso perdido una vez que se ha perdido peso, se usa para adultos con sobrepeso o adultos obesos que también tienen problemas científicos relacionados con el peso. Saxenda se puede utilizar en niños mayores de 12 a 17 años que tienen problemas de peso y que tienen un peso corporal superior a 132 kilos (60 kg). Saxenda se usa junto con un programa de pérdida de peso saludable y ejercicio. Saxenda es una inyección que se administra tan pronto como un día debajo de la piel (subcutánea) con una pluma de inyección multidosis.

Saxenda lleva el mismo componente energético (liraglutida) que Victoza. La distinción entre Saxenda y Victoza es que son fortalezas exclusivas y están autorizadas por la FDA para condiciones extraordinarias. Saxenda no siempre es para tratar la diabetes tipo 1 o tipo 2. No se sabe si Saxenda es seguro y efectivo en niños menores de 12 años. No se sabe si Saxenda es seguro y efectivo en niños de 12 a 17 años con diabetes tipo 2.

¿CÓMO SE REALIZAN LAS PINTURAS SAXENDA?

Saxenda trabaja para ayudar a la pérdida de peso al reducir la necesidad de comer, ralentizar el vaciado gástrico que te hace sentir lleno por más tiempo y por lo tanto reduce la ingesta de calorías. Saxenda es similar a una hormona que se produce evidentemente en el cuerpo y ayuda a controlar el azúcar en la sangre, los niveles de insulina y la digestión. Saxenda pertenece a una categoría de medicamentos denominados agonistas del péptido 1 similar al glucagón (GLP-1). La marca Victoza de liraglutida se usa junto con un plan de alimentación y ejercicio para tratar la diabetes tipo 2. No use Saxenda y Victoza juntos. No debe usar Saxenda si tiene un par de neoplasias endocrinas tipo 2 (tumores en las glándulas), antecedentes personales o familiares de cáncer de tiroides medular, diabetes insulínica, cetoacidosis diabética o si está embarazada . En estudios con animales, la liraglutida desencadenó tumores tiroideos o la mayoría de los cánceres de tiroides. No se sabe si esos resultados surgirían en humanos con el uso de dosis normales. Llame a su médico de inmediato si tiene síntomas de un tumor de tiroides, que consiste en hinchazón o un bulto en el cuello, dificultad para tragar, voz ronca o dificultad para respirar.

¿PARA QUÉ ES SAXENDA NUEVO?

Saxenda está autorizado por la FDA para la reducción de peso y para ayudar a mantener el peso perdido una vez que haya perdido peso. Puede ser utilizado para:

Adultos:

• Adultos obesos (IMC de 30 kg/m2 o más)

• Adultos obesos (IMC 27 kg/m2 o más) que además tienen problemas científicos relacionados con el peso, por ejemplo, presión arterial alta, diabetes mellitus tipo 2 o dislipidemia.

Pacientes pediátricos mayores de 12 años o más:

• Peso del cuadro superior a 60 kg y

• su IMC inicial correspondiente a 30 kg/m2 o más para adultos (obesos) mediante reducciones internacionales (Criterios Cole)

¿QUÉ MEDICAMENTOS ESTÁN PERMITIDOS PARA LA PÉRDIDA DE PESO?

Se permitieron varias cápsulas con la ayuda de la Administración de Alimentos y Medicamentos (FDA) para la pérdida de peso para obesos y obesos. Estos medicamentos requieren receta médica y solo deben tomarse bajo supervisión médica.

Estos incluyen (1 fuente confiable):

• orlistat (Xenical)

• fentermina/topiramato (Qsymia)

• naltrexona/bupropión (Contrave)

• Agonistas del péptido 1 similar al glucagón (GLP-1), como liraglutida (Saxenda) y semaglutida (Wegovy)

• setmelanotida (Imcivree)

• Supresores del apetito, junto con fentermina (Adipex-P o Lomaira), benzfetamina (Regimex o Didrex), dietilpropión (Tepanil o Tenuate) y fendimetrazina (Bontril) Estos medicamentos deben combinarse con un plan de pérdida de peso equilibrado. , ya que probablemente ya no son un método beneficioso a largo plazo para los problemas de peso y pueden hacer que recuperes el peso con el paso de los años. También tienen muchos efectos secundarios factibles, algunos de los cuales pueden ser serios.

¿QUÉ REMEDIO DE REDUCCIÓN DE PESO ES AGRADABLE PARA LA PÉRDIDA DE PESO?

La droga de pérdida de peso excepcional para usted se basa en sus sueños de pérdida de peso, reputación de salud y posibilidades personales. Aunque los medicamentos recetados como los agonistas de GLP-1 están respaldados por estudios más sólidos y es más probable que sean efectivos, también estarán relacionados con efectos secundarios y riesgos dañinos. Tenga en cuenta que independientemente del complemento o remedio que elija, es importante seguir un plan de reducción de peso completo y un estilo de vida saludable. Además de maximizar los resultados de su capacidad, puede aumentar la probabilidad de mantener la pérdida de peso a largo plazo.

¿CUÁL ES LA TABLETA DE PÉRDIDA DE PESO MÁS VALIOSA DISPONIBLE?

La fentermina es uno de los únicos medicamentos para la pérdida de peso. Sin embargo, es mucho más eficaz indicado para uso a corto plazo. La liraglutida (Saxenda) y la semaglutida (Wegovy) del agonista GLP-1 también se aceptan para la reducción de peso y se ha demostrado que son especialmente potentes. Se consideran seguros para uso a largo plazo (15Fuente confiable, 16Fuente confiable y 22Fuente confiable). pero preservar

Tenga en cuenta que las consecuencias para el hombre o la mujer pueden variar según muchos factores, que incluyen su dieta, estado físico y nivel de actividad.

¿QUÉ DEBO DECIR A MI EQUIPO DE PREOCUPACIÓN ANTES DE TOMAR ESTE REMEDIO?

Quieren reconocer si tienes alguna de esas situaciones:

• Tumores endocrinos (MEN 2) o si alguien de su propia familia tuvo estos tumores

• Enfermedad de la vesícula biliar

• Colesterol LDL alto

• Historial de problema de abuso de alcohol

• Antecedentes de pancreatitis

• Enfermedad renal o si está en diálisis

- Enfermedad del higado

- Hinchazón previa de la lengua, la cara o los labios con dificultad para respirar, dificultad para tragar, ronquera u opresión en la garganta

- Problemas estomacales

- Pensamientos, planes o intentos de suicidio; un intento de suicidio anterior a través de usted o un miembro de la familia

- Cáncer de tiroides o si una persona de su círculo de familiares tuvo cáncer de tiroides

- Una reacción poco frecuente o de hipersensibilidad a la liraglutida, a otros medicamentos, alimentos, colorantes o conservantes

• Embarazada o tratando de quedar embarazada

• Lactancia materna

¿SAXENDA NECESITA TENER HIELO?

Guarde las plumas Saxenda sin abrir en el refrigerador entre 36 °F y 46 °F. No congelar. Después de la primera inyección, Saxenda se puede refrigerar o almacenar a temperatura ambiente controlada (cincuenta y nueve °F a 86 °F) durante 30 días. Mantenga la pluma fuera del calor directo y la luz del día.

¿QUÉ LARGO TIENE UNA PLUMA SAXENDA DEFINITIVA?

Una pluma Saxenda se puede utilizar durante 30 días. Después de 30 días, el medicamento caduca y debe desecharse aunque aún quede medicamento en él. La duración de cada pluma depende de la dosis que esté tomando. Hay una escala en la pluma que muestra aproximadamente cuánto queda de Saxenda en el interior.

¿QUÉ ADJUNTO A MIRO MÁS ADELANTE ENTRE EL USO DE ESTE MEDICAMENTO?

Visite su grupo de atención para los controles diarios en su desarrollo. Beba muchos líquidos mientras toma este remedio. Consulte con su grupo de atención si tiene un ataque de diarrea intensa, náuseas y vómitos. La falta de demasiado líquido corporal puede hacer que sea riesgoso tomar este medicamento. Este medicamento también puede afectar los niveles de azúcar en la sangre. Pregúntele a su equipo de atención si desea modificaciones en el plan de pérdida de peso o medicamentos si tiene diabetes.

Los pacientes y sus familias deben tener cuidado con el empeoramiento de la desesperación o los pensamientos suicidas. También tenga cuidado con los cambios sorprendentes en las emociones que consisten en sentirse ansioso, agitado, con pánico, irritable, adverso, agresivo, impulsivo, seriamente inquieto, demasiado emocionado e hiperactivo, o ya no poder dormir. Si esto ocurre, especialmente al comienzo del tratamiento o después de un cambio de dosis, llame a su equipo de atención. Las mujeres deben informar a su grupo de cuidado en caso de que deseen venir a estar embarazadas o supongan que pueden estarlo. No se recomienda perder peso durante el embarazo y puede causar daño al feto. Hable con su equipo de atención para obtener datos adicionales.

¿QUÉ RESULTADOS COMPONENTES ADICIONALMENTE PUEDO DETECTAR AL OBTENER ESTE REMEDIO?

Consecuencias secundarias que debe informar a su equipo de atención tan pronto como sea posible:

• Reacciones alérgicas o angioedema: erupción cutánea, picazón, urticaria, hinchazón de la cara, los ojos, los labios, la lengua, las palmas de las manos o las piernas, dificultad para tragar o respirar

• Latidos cardíacos rápidos o anormales

• Problemas de la vesícula biliar: dolor de estómago intenso, náuseas, vómitos, fiebre

• Daño renal: disminución de la cantidad de orina, hinchazón de los tobillos, las palmas de las manos o los pies

• Pancreatitis: dolor de estómago intenso que se extiende por la espalda o empeora después de comer o al tocarlo, fiebre, náuseas, vómitos

• Pensamientos de suicidio o autolesión, empeoramiento del temperamento, sentimientos de depresión

• La mayoría de los cánceres de tiroides: nueva masa o bulto dentro del cuello, dolor o dificultad para tragar, dificultad para respirar, ronquera

Resultados secundarios que generalmente ya no requieren interés científico (archivar en su equipo de atención en caso de que se mantengan o sean molestos):

• Constipación

• Mareos

• Fatiga

• Dolor de cabeza

• Pérdida de apetito

- Náuseas

- Dolor de barriga

Es posible que esta lista no describa todos los posibles efectos secundarios. Llame a su médico para obtener recomendaciones médicas sobre los efectos secundarios. También puede presentar consecuencias secundarias a la FDA al 1-800-FDA-1088.

¿DÓNDE DEBO CONSERVAR MI MEDICAMENTO?

Mantener fuera del alcance de los niños y animales domésticos. Guarde la pluma sin abrir en un refrigerador entre 2 y 8 grados C (36 y 46 grados F). Ahora no congele ni use si las drogas han sido congeladas. Proteger del calor leve y excesivo. Después de usar la pluma por primera vez, se puede almacenar a temperatura ambiente entre 15 y 30 grados C (cincuenta y nueve y 86 niveles F) o en un refrigerador. Deseche la pluma usada después de 30 días o después de la fecha de vencimiento, lo que ocurra primero. Ya no mantenga su pluma con la aguja conectada. Si se deja la aguja puesta, el medicamento también podría salirse de la pluma.

NOTA: Esta hoja es un resumen. Puede que no cubra todas las estadísticas posibles. Si tiene dudas sobre este medicamento, comuníquese con su médico, farmacéutico o centro de salud.

INTERACCIONES

Las interacciones entre medicamentos también pueden cambiar la forma en que funcionan sus medicamentos o aumentar su riesgo de efectos secundarios graves. Este informe ahora no incluye todas las posibles interacciones medicamentosas. Mantenga una lista de todos los productos que maneja (incluidas las píldoras con y sin receta y los productos a base de hierbas) y compártala con su médico y farmacéutico. No comience, suspenda ni cambie la dosis de ningún medicamento sin la aprobación de su médico. Los medicamentos betabloqueantes (que incluyen metoprolol, propranolol, gotas para los ojos para el glaucoma que incluyen timolol) también pueden evitarle los latidos cardíacos acelerados/fuertes que normalmente sentirá mientras su nivel de azúcar en la sangre baja demasiado (hipoglucemia). Otros signos de niveles bajos de azúcar en la sangre, que incluyen mareos, hambre o sudoración, no se ven afectados por esas píldoras. Muchas tabletas pueden tener un efecto sobre el nivel de azúcar en la sangre, haciéndolo más difícil de controlar. Los ejemplos consisten en corticosteroides (incluida la prednisona), medicamentos psiquiátricos (que incluye la olanzapina), antibióticos de quinolona (que incluye la ciprofloxacina), entre otros. Controle su nivel de azúcar en la sangre con frecuencia según las indicaciones y evalúe los efectos junto con su profesional de la salud. Informe a su médico de inmediato cuando tenga síntomas de niveles altos o bajos de azúcar en la sangre (consulte también la sección Efectos secundarios). Es posible que su médico también necesite ajustar su tratamiento para la diabetes, su programa de ejercicios o su programa de pérdida de peso.

¿QUÉ OTRO EN SECUENCIA DEBO RECONOCER?

Si está usando la inyección de liraglutida (Victoza) para el tratamiento de la diabetes, su nivel de azúcar en la sangre y su hemoglobina glicosilada (HbA1c) deben controlarse regularmente para decidir su respuesta a este medicamento. Su médico incluso le dirá cómo verificar su respuesta a la inyección de liraglutida midiendo sus niveles de azúcar en sangre en casa. Siga esas instrucciones cuidadosamente. Si está usando la inyección de liraglutida (Saxenda) para controlar el peso, su frecuencia cardíaca y su peso se pueden controlar con frecuencia durante el tratamiento.

Ahora no permita que absolutamente todos los demás usen su medicamento. Hágale a su farmacéutico cualquier pregunta que tenga sobre cómo volver a surtir su receta. Es vital con el fin de mantener una lista escrita de todos los medicamentos recetados y sin receta (de venta libre) que está tomando, así como cualquier producto como nutrientes, minerales u otros suplementos dietéticos nutricionales. Debe llevar esta lista con usted cada vez que visite a un profesional de la salud o en caso de que sea admitido en un hospital. También es esencial llevar registros en caso de emergencias.

EL FIN

Made in United States
Troutdale, OR
03/23/2024

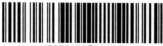

18687163R00022